RÉFUTATION

DE LA DOCTRINE

D'INÉVITABILITÉ ET D'INCURABILITÉ

DU CANCER.

RÉFUTATION

DE LA DOCTRINE

D'INÉVITABILITÉ ET D'INCURABILITÉ

DU CANCER,

PAR M. F. DUPARCQUE,

Docteur en médecine de la Faculté de Paris; médecin du bureau de bienfaisance du septième arrondissement; membre résidant de l'Athénée de Médecine et président de la Société de Médecine de Paris; membre correspondant de celle de Bordeaux, etc.

Au cri d'épouvante et d'alarme *fatalité*, nous opposons et prenons pour devise le mot consolant *espérance!*

PARIS.

IMPRIMERIE LE NORMANT, RUE DE SEINE, 8.

1837.

La Société de Médecine de Paris, après avoir entendu avec le plus vif intérêt, dans la séance du 4 août, un éloquent rapport de M. Mélier sur un ouvrage de notre honorable confrère le docteur Téallier ayant pour titre *du Cancer de la Matrice*, avait décidé qu'une discussion serait ouverte à ce sujet dans la séance suivante (18); j'avais préparé la présente réfutation d'une opinion qui y est développée, mais la discussion ayant été ajournée, je ne pus en donner lecture.

J'ai cru alors qu'il pouvait être utile de la livrer à la publicité, d'abord parce qu'il m'a paru urgent de contre-balancer l'impression fâcheuse que peut faire une théorie que je crois funeste dans ses conséquences pratiques, et puis afin de mettre sous les yeux de MM. les membres de la Société de Médecine, auxquels je destine spécialement ces réflexions, les divers élémens qui composent le sujet en litige, et de faciliter ainsi la discussion quand l'ordre du jour la rappellera.

RÉFUTATION

DE LA DOCTRINE

D'INÉVITABILITÉ ET D'INCURABILITÉ

DU CANCER.

Peut-on prévenir le développement du cancer? Est-il possible de détruire radicalement cette maladie par les moyens chirurgicaux? Est-elle susceptible de guérir par une sorte de résolution?

Ou bien,

Le cancer est-il fatalement inévitable? Sa destruction menace-t-elle toujours de répullulation, de récidive? Le cancer est-il essentiellement incurable?

Ces deux ordres de questions opposées représentent la division d'opinions qui existe entre les médecins sur le pronostic du cancer.

D'après l'observation d'un assez grand nombre de faits recueillis, soit dans les hôpitaux, soit dans une longue pratique en ville; d'après leur examen consciencieux et comparatif avec tous ceux antérieurement publiés, d'après les résultats de nombreuses expérimentations thérapeutiques qui ont été spécialement tentées depuis quelques années, j'avais été conduit à adopter cette consolante opinion, que l'on pouvait prévenir souvent le développement du cancer, obtenir quelquefois radicalement sa guérison chirurgicale, et enfin que, dans quelques cas, rares il est vrai, le cancer guérissait par une sorte d'atrophie, de résolution spontanée, ou obtenue par les ressources médicales.

La Société de Médecine de Bordeaux, en couronnant le travail dans lequel j'ai développé cette opinion, s'est déclarée en sa faveur. Depuis, la Société de Médecine de Lyon a accueilli et honoré également d'une couronne un Mémoire remarquable dans lequel l'auteur, M. le docteur Téallier, s'est attaché à faire prévaloir l'opinion contraire. L'auteur a mis à contribution toutes les ressources de l'érudition, de l'observation, des interprétations pathologiques et thérapeutiques, pour arriver à ce déplorable résultat que le cancer ne peut être prévenu, que cette maladie est absolument incurable.

Si ce système, tout désespérant qu'il est pour les malades et décourageant pour les médecins, était l'expression de la vérité, il faudrait bien se soumettre à la cruelle nécessité de l'adopter. Heureusement il n'en est pas ainsi. Ne pêchât-il que par exagération, il cesserait par cela même d'être vrai. Mais outre ce défaut incontestable, il a contre lui de ne reposer que sur des explications théoriques plus spécieuses que solides, d'être appuyé sur des assertions pathogéniques hasardées, enfin de n'être défendu que par l'adoption exclusive des faits néfastes, à l'exclusion des faits contraires, que l'on est obligé de contrôler partialement ou d'en torturer l'interprétation, pour détruire l'opposition qu'ils élèvent énergiquement contre l'impitoyable système.

En effet, quand après le premier mouvement de séduction qu'entraîne la grande supériorité de talent et l'habileté avec laquelle l'auteur soutient et développe sa thèse, on l'examine avec une froide impartialité et une juste sévérité, on trouve motivés les reproches fondamentaux que nous venons de signaler; la pénible illusion, qui d'abord vous avait oppressé, se dissipe.

Avant d'entrer en matière, j'ai besoin de dire qu'en m'inscrivant contre une opinion opposée à celle que j'ai adoptée et publiée, je ne cède à d'autres sentimens qu'à ceux d'une consciencieuse conviction; que la sévérité que j'apporte dans cet examen m'est commandée par l'importance et la gravité du sujet; que je n'ai en vue que l'intérêt de la vérité, d'autre but que de contribuer à jeter quelque jour sur un sujet encore en litige. On me rendra, j'espère, la justice de croire qu'il n'entre de ma part, dans cette discussion toute scientifique, aucun motif personnel contre un confrère, dont plus que personne j'apprécie les éminentes qualités comme homme probe, comme savant consciencieux, et comme praticien éclairé. Au surplus, les opinions que je combats ne lui sont pas propres, ce sont celles d'un parti nombreux sous les bannières duquel ils s'est rangé, et dont il s'est montré si habilement le défenseur.

Pour plus de clarté et de précision, j'ai dû suivre, dans cette dissertation, l'ordre dans lequel ont été présentés les argumens sur lesquels on fonde la théorie d'inévitabilité et d'incurabilité du cancer.

Le premier problème à résoudre est ainsi posé : « Le cancer est-il une maladie primitivement locale, « qui se généralise par ses progrès, ou bien dépend-il « au contraire d'un état morbide primitif de l'orga- « nisme existant d'une manière latente et constituant « dans cette période une simple prédisposition ? »

A la première question, l'observation clinique ne répond-t-elle pas oui ? Le cancer est en général primitivement local. A part quelques cas rares, il ne manifeste son établissement que dans un seul point. Il n'est précédé ni annoncé par aucun signe ou phénomène général. Ce n'est que quand il a acquis un certain développement, et généralement après qu'il est passé à l'état de ramollissement ou d'ulcération, que se déroule cette série d'accidens et de symptômes généraux, indiquant une sorte d'infection universelle, quelquefois marquée par l'apparition d'altérations semblables dans d'autres parties plus ou moins éloignées de celle qui a été frappée la première. Ainsi donc la maladie, de locale qu'elle était d'abord, s'est généralisée. On a appelé cette généralisation cachexie cancéreuse.

Et remarquez que cette généralisation n'a pas toujours lieu, non seulement quand les cancers sont isolés, enkystés, mais encore lorsque la matière cancéreuse se trouve comme infiltrée dans les tissus et intimement incorporée aux organes, non seulement lorsqu'ils se maintiennent à l'état cru de squirres, mais encore quand ils sont ramollis, ulcérés. On voit de ces maladies se développer en silence dans une partie, marcher vers la désorganisation la plus profonde, arriver au terme fatal sans que rien en ait fait soupçonner l'existence, la santé s'étant jusque-là conservée intacte. M. Téallier en rapporte un exemple curieux. Les analogues ne sont pas rares. Combien de vieillards, affectés de cancers extérieurs, ne meurent que par suite des progrès de l'âge, de l'affaiblissement sénile, ou par quelque affection étrangère à ces maladies qui n'ont pas dépassé les limites de la région où elles se sont développées.

Je vis, il y a quelques mois, mourir une dame dans sa 86e année; elle avait été opérée d'un cancer ulcéré du sein gauche à l'âge de 50 ans. La cicatrisation de la plaie, arrivée à un certain degré, s'était arrêtée. Après quelques mois d'état stationnaire provoqué par des soins assidus, quelques cautérisations, l'affection répullula. La malade ne voulut pas se soumettre à une seconde opération. Son sein devint dans un état affreux. Ayant appartenu à une haute famille et tenu un certain rang dans la société, elle conservait ses allures aristocratiques, malgré la diminution de sa fortune. Elle eût été, entre autres choses, très-fâchée que l'on sût l'horrible maladie à laquelle elle était en proie; il lui était d'autant plus facile de la céler, que sa santé, après avoir été quelque temps profondément ébranlée, avait repris son ancien éclat, son teint une fraîcheur inaccoutumée. Moi-même, appelé à donner des soins à son mari, je ne la soupçonnai pas une seule fois. Seulement, je ne sortais jamais de son appartement sans un violent mal de tête occasionné par les parfums que la malade employait à profusion pour masquer l'odeur infecte qui, malgré les plus grands soins de propreté, s'exhalait du sein malade. Elle avait alors 82 ans. Ce fut seulement deux ans plus tard qu'une indiscrétion du mari m'apprit ce qui existait, ce qui décida cette dame, après bien des instances, à me montrer son mal. Je vis enfin un des spectacles les plus horribles dont j'aie jamais été témoin. Tout le côté gauche de la poitrine, depuis la clavicule jusqu'aux premières fausses côtes, depuis le sternum jusqu'à la région axillaire, présentait une masse énorme bosselée, creusée par une excavation énorme, anfractueuse, à surface grise, verdâtre, et du fond de laquelle s'élevaient çà et là des excroissances dures, les unes framboisées et saignantes, d'autres frappées de sphacèle; il s'en écoulait incessamment et comme en nappe un ichor séreux, mélangé de sang corrompu, de lambeaux sphacélés, de particules encéphaloïdes. Une odeur des plus repoussantes s'en exhalait. Eh bien! cette dame parvint à l'âge de 86 ans, conservant le libre, plein et régulier exercice de toutes ses fonctions, et toutes les apparences de la plus fraîche santé. Elle succomba alors à une apoplexie foudroyante. La plupart de ses parens et de ses amis n'apprirent qu'après sa mort l'affreuse maladie qu'elle portait.

Une grand'tante avait conservé l'ancien usage d'un pot à feu. Habitant une chambre basse, froide et humide, elle tenait ce foyer sous elle pendant une grande partie de l'année. Comme il arrive souvent en pareil cas, il se forma des croûtes aux cuisses. Une d'elles, arrachée par mégarde, produisit une plaie qui, incessamment irritée par les mêmes causes, prit les caractères de véritable cancer, lequel acquit insensiblement un très-grand degré de développement. Néanmoins elle le porta une vingtaine d'années, et elle mourut à 99 ans d'un affaiblissement sénile, et sans que rien ait indiqué une affection générale résultant de sa maladie qui était restée complètement locale. De tels exemples ne sont pas très-rares; les hôpitaux et hospices de vieillards en présentent souvent d'analogues.

Il est donc de la dernière évidence que l'état pathologique appelé cancer est une maladie presque toujours primitivement locale, susceptible, il est vrai, de se généraliser par ses progrès, mais pouvant aussi conserver indéfiniment son état d'isolement complet.

Il est évident que l'on a confondu la maladie toujours primitivement locale avec la cause occulte présumée, et que l'on suppose être générale, malgré la démonstration contraire fournie par les faits semblables à ceux que nous venons de rappeler. Cette première vérité de l'état local du cancer à son début n'exclut pas l'affirmation de la seconde question relative à la disposition organique préexistante, et c'est à tort qu'on la pose de manière à la mettre en opposition formelle avec la première, et cela parce que l'on veut à toute force doter l'objet de cette seconde question d'une importance qu'elle n'a pas et lui accorder une valeur trop absolue, une puissance trop générale.

Il est hors de doute que le cancer, maladie toute spéciale, ne peut se développer que sous l'influence d'une disposition toute particulière de l'organisme. Mais peut-on donner à cette disposition le nom d'état morbide dont l'épithète de latent ne sauve pas la fausse application? Conçoit-on un état morbide sans altération organique, sans lésion vitale, sans trouble de fonctions? Cette dénomination peut-elle convenir à une disposition, une aptitude, une diathèse si l'on veut, disposition, aptitude ou diathèse qu'aucun caractère ne décèle, qu'aucun signe ne trahit, dont rien, absolument rien, ne peut faire soupçonner la préexistence avant sa symbolisation locale par le développement de la maladie elle-même, et encore....? Donnera-t-on comme témoignage analogique la variole, la syphilis, par exemple, qui restent indéfiniment cachées dans l'économie? Mais ici il n'y a pas d'état morbide même latent : c'est le principe variolique, c'est le principe vénérien qui restent tacitement incubés pendant un temps plus ou moins long. On doit bien certainement admettre une disposition au cancer comme condition *sine quâ non* du développement de cette maladie. Mais quelle est la maladie qui se manifeste sans prédisposition particulière, en y comprenant même les moins spéciales? Ainsi sur cent, sur mille individus qui se trouvent soumis aux mêmes influences, qui, par exemple, d'une assemblé publique passent à l'air libre, froid et humide, le plus petit nombre, dans les temps ordinaires, en sera affecté, et de ceux-là les uns auront un simple catarrhe, d'autres une pneumonie ou pleurésie, d'autres encore un rhumatisme, une névralgie, etc. etc., selon la disposition organique, l'aptitude générale ou locale de chacun. C'est cette même prédisposition qui fait que quelques personnes se trouvent assaillies par ces maladies qui viennent les frapper au milieu de leurs appartemens chauds et clos, jusque dans leurs couches valétudinaires.

Les caractères particuliers que présente le cancer

dans son développement, sa marche, ses progrès, son extension, sa répétition, enfin dans toutes les circonstances qui se rattachent à son existence, à quoi bon les attribuer à autre chose qu'à sa nature propre, à sa spécialité particulière? Chaque maladie n'a-t-elle pas ses particularités qui lui sont inhérentes, ou qui en sont les conséquences plus ou moins nécessaires ou inévitables sans lesquelles elles ne seraient pas ce qu'elles sont? Nous ne voyons là en réalité que des résultats, et ce n'est que par supposition qu'on les peut rattacher à de prétendues prédispositions.

Au reste, cette prédisposition au cancer étant chose convenue, quelle en est l'étendue? quelles en sont les limites? jusqu'où va son influence? où et quand s'arrête-t-elle? On sait déjà que l'affection cancéreuse, enkystée ou non, abandonnée à elle-même, peut rester concentrée dans la partie qui l'a vue naître, sans participation aucune du reste de l'économie, et ne contribuant point, par son fait même d'affection cancéreuse, à la mort, qui autrement a lieu de la même manière que dans toute maladie chronique quelconque, ou qui même arrive selon le cours ordinaire des choses.

D'un autre côté, il faut bien reconnaître que dans ces cas la prédisposition organique ou diathèse cancéreuse, ou bien était locale, ou si elle était générale, qu'elle a épuisé son action, qu'elle s'est comme usée pour et dans la production du cancer local existant.

Que devient cette diathèse dans les cas, les moins nombreux si l'on veut, mais dont la réunion formerait encore une masse exceptionnelle assez respectable, cas dans lesquels la destruction complète par le fer, les caustiques ou le feu, amène une guérison définitive? Ces opérations, la nature les a quelquefois indiquées au praticien. On a vu des parties cancéreuses frappées de sphacèle, tomber en masse, être remplacées par une plaie simple dont la cicatrisation s'opérait sans répullulation, sans récidive.

J'ai eu l'occasion de pratiquer neuf fois l'opération du cancer au sein. Je ne parle pas de deux autres cas qui ont été fournis par des filles jeunes encore, et chez lesquelles l'engorgement mammaire n'était probablement pas de mauvaise nature. Quoique l'opération ait été conseillée, comme seul moyen de salut, par deux de nos grands maîtres, Boyer et Dubois, je ne m'en suis pas moins demandé depuis si elle était bien nécessaire. Quant aux neuf cas, présentés par des femmes adultes, c'est autre chose. Dans cinq, le cancer était à l'état cru ou squirreux. Il était ulcéré chez les quatre autres; dans tous l'examen anatomique des tumeurs enlevées ne laissa aucun doute sur leur nature. Parmi les non ulcérées, il y eut deux mortes par récidive, deux guéries sans récidives; j'ai perdu de vue la cinquième malade, qui était venue de province pour se faire opérer. Sur les quatre cancers ulcérés, l'une des opérées mourut sans récidive, un an environ après l'opération, et par cause étrangère à la maladie cancéreuse. Chez une autre un petit corps glanduleux, comme tuberculeux, qui existait déjà au sein opposé au moment de l'opération, et que la malade ne voulut pas se laisser enlever alors, prit par la suite du développement. Trois ans plus tard, il formait une tumeur cancéreuse avec adhérence et altération de la peau qui paraissait prête à s'ulcérer. J'opérai, mais la maladie répullula à l'endroit même, et par suite la malade mourut. La répullation eut aussi lieu chez une troisième malade. Mais deux autres opérées de cancer ulcéré guérirent sans récidive, du moins rien ne s'est encore manifesté depuis dix et treize ans que les opérations ont été faites, et rien n'annonce que ces cruelles maladies reparaîtront.

L'hérédité n'apporte pas de changement à ces modifications de la prédisposition organique ou diathésique au cancer. Cette cause n'existait pas chez le plus grand nombre des opérées qui ont été victimes des répullulations ou des récidives; parmi les guéries définitivement, on en compte quelques unes qui portaient cependant les caractères héréditaires au plus haut degré. Pour ma part, sur les quatre de mes opérées efficacement sans récidive, j'en ai noté deux qui étaient soumises à ce funeste précédent. Tous ces faits constatés et confirmés par l'observation la plus exacte ne détruisent-ils pas déjà ce que l'on veut accorder d'absolu, d'étendu, de général à la prédisposition ou diathèse cancéreuse?

L'uniformité que présente le cancer, quelle que soit la partie qu'il envahit, de quelque nature que soit l'organe dans lequel il se développe, cette uniformité ne prouve rien en faveur de la diathèse générale; elle s'explique sans celle-ci : elle est d'abord le résultat tout simple, la conséquence toute naturelle de la nature particulière, de la spécialité de l'altération qui constitue le cancer, et ensuite de la nature uniforme du tissu où elle établit son siége

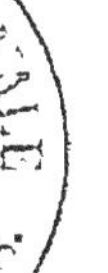

immédiat, on peut dire exclusif; savoir, le tissu cellulaire.

Nous avons dit en 1813 *, d'après de nombreuses recherches, nous avons répété en 1832 ** que c'était exclusivement dans le tissu cellulaire que se développaient les productions organiques squirreuses et cérébriformes; qu'en quelque lieu que s'engendrassent ces produits, c'était toujours et partout le tissu cellulaire qui leur servait de véhicule. Cette vérité anatomico-pathologique a été depuis plus amplement démontrée par notre ancien collègue et ami le professeur Cruvelhier, par suite de nouvelles et plus profondes recherches auxquelles il s'est livré à ce sujet. Nous avons aussi remarqué que si les tissus propres des organes disparaissaient autour des matières cancéreuses déposées en masse, ou au milieu de ces matières quand elles sont comme infiltrées, ce n'est pas parce que ces tissus propres avaient dégénéré, ou parce qu'ils avaient éprouvé des transformations, mais bien parce qu'ils s'étaient graduellement atrophiés, qu'ils avaient été résorbés par suite de la compression incessante et progressive à laquelle ils se trouvaient soumis par la présence et le développement du nouveau tissu parasite. C'est par l'accroissement intime de la production organique nouvelle que s'opère le développement du cancer. Il n'y a ici ni dégénérescence, ni transformation; il y a tout simplement remplacement, substitution. Donc le cancer, exempt de tout mélange quelconque, qu'il soit en

* Thèse inaugurale sur le Cancer de l'estomac.

** Traité théorique et pratique des Maladies de la Matrice.

masse ou infiltré, doit toujours et partout présenter les mêmes caractères anatomiques, et nous ne voyons pas ce que cette circonstance prouve en faveur d'une diathèse, ni la nécessité d'admettre celle-ci pour expliquer celle-là. On voudra bien remarquer que ces caractères ne s'appliquent qu'au cancer propre, et non à ses produits consécutifs. Lorsque le cancer se ramollit, l'aspect, la composition, la nature de la matière centrale de l'altération se trouvent diversement modifiés par suite de la fonte purulente, du sphacèle de la trame cellulaire ou des portions jusque-là épargnées des tissus propres à l'organe malade, et par le mélange du sang qui s'échappe des vaisseaux compromis. Mais alors le cancer n'est plus à l'état de simplicité.

Quel que soit donc le point de vue sous lequel on considère le cancer, on voit qu'il n'est pas nécessaire de recourir à une diathèse pour concevoir ou trouver l'explication des phénomènes et des circonstances qui se rattachent à cette maladie; et, ici comme dans tous les cas où on a cru devoir appliquer ce mot, se trouve justifié ce jugement qu'un de nos confrères, M. le docteur Roche, a porté sur sa signification : « Le mot diathèse est une formule abrégée par la« quelle les pathologistes expriment un ordre de « faits dont l'enchaînement leur échappe. Cette for« mule, qui n'a pas même la valeur d'une hypo« thèse, a-t-elle du moins servi la science, a-t-elle « mis sur la voie de quelque application utile? Je « cherche en vain quels services la science en a « retirés ; je ne vois au contraire que la stérilité « dont elle a frappé tout un ordre de phéno-

« mènes. Dupes d'un mot, les médecins ont cru « pendant long-temps, et la plupart croient encore « avoir la clef de ces phénomènes aussitôt qu'ils ont « dit : « Ce sont des diathèses; » et cette croyance « empêche d'en chercher une autre explication. « Quant à l'art, l'invention de diathèse ne lui a « jamais fait faire un seul pas..... Voilà donc à quoi « se réduit la prétendue doctrine des diathèses (car « on a été jusqu'à y voir une doctrine), dont l'im-« portance et l'utilité ont été si vantées par quelques « écrivains. Un mot, c'est tout ce qu'il en reste..... » (*Diction. de médecine et de chirurgie pratique*, t. VI, art. *Diathèse.*)

C'est parce que nous avons senti le danger qu'il y aurait à donner un nom à une chose inconnue dans son essence, insaisissable dans son existence supposée, que nous avons soigneusement évité de désigner la disposition au cancer autrement que par cette simple remarque qui ne laisse rien au vague des interprétations. C'est principalement, avons-nous dit, à cette époque de la vie des femmes (40 à 50 ans) que, par suite d'une modification particulière de l'organisation, se développent ces substances anormales, ces tissus sans analogues dans l'économie qui constituent les altérations squirreuses, cérébriformes, mélaniques, etc.

Mais quelle est la nature de cette modification? en quoi consiste-t-elle? C'est là le grand inconnu, que le mot diathèse n'explique et n'indique pas plus clairement que ses équivalens, aptitude, disposition, prédisposition.

Voici à quoi se réduit rigoureusement la signification du mot diathèse appliqué au cancer! Le cancer est une maladie spéciale, qui peut naître spontanément, susceptible de répulluler, de récidiver, de s'étendre, et qui porte parfois le cachet héréditaire, ce qui prouve, dit-on, qu'il y a diathèse. Mais comment y a-t-il diathèse? parce que le cancer est une maladie spéciale, etc. Donc le cancer prouve qu'il y a diathèse, et la diathèse que le cancer est cancer avec toutes ses conséquences.

Admettons cependant le mot diathèse pour désigner la prédispositiou au cancer; mais reconnaissons que si certains cas font présumer qu'elle est générale, il en est d'autres qui prouvent d'une manière incontestable qu'elle peut n'être que locale. Au surplus, cette dernière assertion trouve une précieuse confirmation dans l'aveu du plus chaud partisan de la diathèse cancéreuse qui est pour lui un article de foi médicale.

Cette diathèse, se demande-t-il, dans son principe est-elle générale ou locale? Et il répond : Il est difficile de répondre catégoriquement à cette question. Donc l'une et l'autre supposition sont également admissibles. Que devient dès lors cette vaste et fatale influence que l'on veut à toute force accorder à la diathèse cancéreuse ? Qui peut se laisser prendre à l'épouvante que ce fantôme inspire à ceux mêmes qui l'évoquent, et qui, après l'avoir grandi, se trouvent forcés par l'autorité des faits à le réduire à de si douteuses proportions ?

Comme c'est en grande partie sur ces idées théoriques que l'on s'est appuyé pour prouver l'inévitabilité et l'incurabilité du cancer, nous avons dû les examiner à fond, et les considérations critiques qu'elles nous ont suggérées deviennent les prolégomènes indispensables à la solution des questions plus immédiatement pratiques que nous allons aborder.

Le cancer naît-il spontanément ? A-t-il besoin, pour se manifester, d'une cause accidentelle, agissant comme déterminante, mettant en jeu la prédisposition, décidant enfin le point d'invasion ? Les faits répondent à ces deux questions par l'affirmative. A la première ils disent que, dans un certain nombre de cas, le cancer apparaît sans provocation aucune ; mais en même temps l'observation prouve que dans d'autres, et ce ne sont pas les moins nombreux, cette maladie ne se manifeste qu'à la suite de l'action des causes de phlegmasies simples ; que très-souvent même elle ne se montre que consécutivement à ces phlegmasies, surtout de celles qui portent le caractère chronique. Aussi tous les auteurs s'accordent-ils à signaler l'inflammation comme condition, comme cause déterminante du cancer ; et en effet, on voit cette altération, établir de préférence son siége, ou dans les parties dont l'extrême vitalité les dispose le plus aux phlegmasies, ou dans celles qui se trouvent les plus exposées aux causes de ce genre d'affection. Ainsi, la face, principalement chez les hommes, et dans le canal alimentaire les points avec lesquels les substances ingérées sont en contact plus prolongé, tels que le pylore, le cœcum et le rectum ; chez la femme, les seins et l'utérus, et surtout le col de ce dernier organe, partie sur laquelle agissent tant et si souvent des causes d'irritation, et qui est si fréquemment le siége d'inflammations ulcéreuses et autres.

Mais c'est ici surtout que la grande division s'est mise dans le camp médical. D'une part, les médecins dits physiologistes purs regardent le cancer comme une des conséquences de l'inflammation, comme un des termes des altérations organiques que ce genre d'affection produit, en un mot comme une dégénérescence consécutive; d'une autre part, on prétend qu'une inflammation ne peut pas se transformer en cancer. D'un et d'autre côté, il y a erreur. Des deux côtés, ou on s'est mal exprimé, ou on a attaché aux dénominations un sens qu'elles n'ont pas : ainsi, dégénérescence, transformation, ne sauraient s'appliquer à une altération qui consiste essentiellement dans la formation, la création de produits organiques nouveaux. Nous répondrons donc aux premiers : Non, l'inflammation ne peut par elle-même transformer les tissus qu'elle affecte en squirre, en cancer. Les seules altérations conséquentes de l'inflammation qui offrent avec le squirre quelque apparence seulement de ressemblance, sont l'induration, la transformation cartilagineuse qui conduit à celle osseuse.

Mais autre chose est de dire si l'inflammation peut dégénérer en cancer, ou si elle est susceptible d'appeler dans les parties qu'elle affecte le développement des altérations qui constituent le cancer chez les personnes qui y sont d'ailleurs disposées. Nous nous sommes déjà prononcé pour cette dernière opinion, et depuis nos convictions à ce sujet ont trouvé de nouvelles forces dans de nouveaux faits confirmatifs.

Comme c'est principalement au sujet du cancer de ce dernier organe qu'on s'est demandé si une simple inflammation, si une ulcération bénigne pouvaient amener cette cruelle maladie, nous le prendrons aussi pour exemple.

On objecte que si l'irritation, l'inflammation, l'ulcération pouvaient *dégénérer* en cancer, on devrait observer très-fréquemment celui de l'utérus, par exemple chez les femmes publiques, et que cependant les observations recueillies dans les lieux où elles sont rassemblées en grand nombre prouvaient qu'elles n'y étaient pas plus exposées que le commun des femmes, tandis qu'on l'avait souvent observé chez des femmes vouées à la virginité. Qu'on me permette d'abord de rappeler une remarque importante à l'explication bien simple de la première objection. La modification de l'organisation qui dispose aux affections cancéreuses est le plus ordinairement le résultat de l'âge, c'est-à-dire qu'on ne l'observe en général, à en juger par ses effets, que de 40 à 50 ans, à cette époque enfin qui, pour les femmes, a été appelée critique. Or, comme la plupart des femmes publiques qui sont admises dans les hôpitaux vénériens, ou enfermées dans les maisons de réclusion, n'ont pas encore atteint l'âge où le cancer a coutume de sévir, il n'y a rien d'étonnant qu'on n'en trouve que peu d'entre elles qui en soient affectées. Ce qu'il importerait de savoir, c'est si, quand arrivera l'époque fatale, ces lésions simples du col de l'utérus ne deviendront pas, par leur persévérance, la source, l'origine, l'occasion du développement d'affections plus graves. Or, les faits prouvent que ces craintes sont fondées. Les auteurs ont reconnu, et nous avons particulièrement noté dans les observations que nous avons recueillies sur le cancer de la matrice, l'ancienne vie dissolue qu'avaient menée plusieurs des femmes qui en sont les sujets, comme circonstance qui avait préludé au développement de leur maladie. Quant aux saintes filles, il s'en faut que le célibat exclue chez elles l'excitation des organes sexuels; résistassent-elles aux tentations de l'onanisme, cause si fréquente et si puissante d'excitation irritante, par la facilité d'en abuser, la privation suffirait encore pour l'éveiller, l'exagérer même. De même que l'on voit la privation des alimens et des boissons provoquer aux gastrites aiguës ou chroniques, la réclusion pour les cerveaux actifs con-duire à l'exagération de l'enthousiasme, du fanatisme, au délire aigu ou chronique, etc.

Au reste, les exemples se pressent pour prouver que le cancer commence souvent par une lésion simple. Un individu s'écorche la lèvre en se rasant; à chaque fois qu'il répète l'opération, la croûte de la petite place est enlevée, elle s'irrite, ses bords s'indurent, son centre s'ulcère, et, si on ne se hâte de la cerner, elle s'étend de proche en proche, et bientôt elle détruit dans ses ravages progressifs une partie plus ou moins considérable de la face, à moins que, par un traitement approprié, on ne vienne limiter, cerner, détruire le mal.

Un notaire, qu'un faux avait fait condamner aux travaux forcés, avait obtenu, par protection spéciale, la faveur de faire son temps à la prison de Bicêtre. Là, il s'occupait de travaux de serrurerie. Sa constitution était forte; sa santé, qu'avaient d'abord ébranlée les angoisses d'un crime, d'un jugement, d'une condamnation, s'était complètement rétablie, lorsqu'un jour (août 1810) une parcelle de fer sauta et se fixa dans l'œil droit. On ne fit rien pour l'extraire.

Une ophthalmie violente se manifesta aussitôt : elle résista à un traitement tel quel. J'avais vu le malade jusqu'au mois d'octobre ; je le revis et suivis sa maladie au mois de janvier suivant. Alors le chémosis avait fait de grands progrès et tenait l'œil constamment entr'ouvert. La cornée paraissait dans l'enfoncement terne, noire ; bientôt des bourrelets framboisés, d'une dureté carcinomateuse, écartent, renversent, détruisent les paupières et se sphacèlent, ou se creusent en ulcères profonds, se renouvellent en envahissant de proche en proche ; bref, cette désorganisation gagne et détruit tout le côté correspondant de la face, depuis le front jusqu'au menton, depuis le nez jusqu'à l'oreille, parties qui se trouvent aussi comprises. L'os malaire, une portion de l'arcade sourcilière, les os propres du nez, l'apophyse zygomatique, tout l'os maxillaire supérieur, le vomaire, une partie de l'ethmoïde, du palatin droit, de l'apophyse ptérygoïde, une grande partie de la fosse temporale se dessèchent, se nécrosent, s'ébranlent et tombent par fragmens ou en toute pièce. Quelques semaines avant la fin de l'année, je faisais l'autopsie de cette hideuse moitié de tête : une partie du lobe moyen droit du cerveau était détruite, et le reste se trouvait dans un état de putrilage jusqu'à une assez grande hauteur vers l'hémisphère correspondant. Cet homme avait conservé toutes ses facultés jusque quelques heures avant sa mort. Les bords qui limitaient cette vaste destruction étaient élevés, inégaux, durs, résistant au scalpel et d'un aspect squirreux.

Enfin, on a avancé que jamais on ne voyait un

ulcère ordinaire se transformer en cancer. Erreur contredite par l'observation. Pénétrez dans les asiles de la vieillesse; combien, parmi les ulcères chroniques qui déforment et rongent les jambes des vieillards, n'en trouve-t-on pas qui sont devenus cancéreux, sans qu'on puisse en accuser d'autre cause que leur ancienneté? Tous ou presque tous ces ulcères étaient le résultat de plaies, de blessures, de dispositions variqueuses, en un mot constituaient dès l'origine et pendant long-temps des ulcères simples qu'on eût pu guérir par des soins soutenus et des traitemens méthodiques employés à temps. Ce n'est pas seulement par leur aspect, quoique caractéristique, que ces ulcères manifestent leur nature cancéreuse; elle est rendue évidente par l'examen anatomique. Ces bords épais et durs résistent au scalpel, présentent à l'incision la couleur, la disposition intime des tissus squirreux, et la compression en exprime de la matière encéphaloïde.

On conçoit qu'une irritation phlegmasique ou ulcéreuse du col de l'utérus ou de toute autre partie existant à l'époque où la disposition cancéreuse a coutume de se manifester, celle-ci trouvant alors une condition favorable à son développement, a bien plus de tendance à se montrer que si cette circonstance n'existait pas. Nous répondrons donc à la question préposée : Oui, de simples irritations phlegmasiques ou ulcéreuses peuvent se changer en cancer; oui, ces phlegmasies peuvent devenir l'occasion déterminante du développement du cancer qui, sans elle, aurait pu, ou ne pas avoir lieu, ou n'arriver que plus tard, ou ne se montrer que dans d'autres parties, soit spontanément, ou peut-être sous l'influence de conditions semblables. La répullulation elle-même du cancer dans les parties d'où on l'a enlevé ne pourrait-elle pas à la rigueur prouver que cette maladie a besoin, pour ainsi dire, d'un point d'irritation pour se développer, car autrement pourquoi la récidive ne s'établirait-elle pas plus souvent ou dans l'autre sein, par exemple, ou partout ailleurs?

Les conséquences pratiques qui se déduisent de ces précédens résolvent par l'affirmative cette question importante: Peut-on prévenir le développement du cancer? Si les ulcères simples peuvent, par le fait seul de leur ancienneté, provoquer l'altération cancéreuse; si celle-ci a souvent besoin, pour se manifester dans une partie, qu'une irritation phlegmasique l'y appelle; il est évident qu'en détruisant, en guérissant ces lésions simples avant que par leur persistance elles aient modifié la vitalité de la partie malade de manière à la rendre apte à contracter l'altération cancéreuse, ou avant l'époque où la disposition organique ou diathèse, qu'elle soit générale ou locale, a coutume de se manifester, surtout chez les personnes qui sont sous la fâcheuse influence de l'hérédité, il est évident, selon nous, qu'alors on aura prévenu le développement de cette horrible maladie. On trouve dans les auteurs des observations qui pourraient être invoquées à l'appui de cette assertion. M. Téallier en donne un exemple dans son ouvrage. En voici de plus concluans. Je fus appelé, il y a trois ans, à Saint-Germain, par M. le docteur Lamare, praticien distingué de cette ville, pour une de ses clientes, parvenue au dernier terme d'un cancer de la matrice dont l'origine remontait, d'après elle, à un avortement arrivé à l'âge de 32 ans, à la suite duquel cette dame avait été tourmentée par une leucorrhée habituelle. Au bout de quelques années, ses règles étaient devenues moins abondantes; elle éprouvait des lassitudes dans les reins, de la pesanteur, de la chaleur dans le bassin. Vers 44 ans, quelques pertes se manifestèrent, et depuis la maladie fit des progrès qui l'avaient conduite aux portes du tombeau quand je la vis. Si sa position la tourmentait, elle n'éprouvait pas de moins vives inquiétudes sur le compte de sa fille, alors arrivée à l'âge où elle-même rapportait les préludes de sa maladie, et qui était en proie à des symptômes qu'elle trouvait absolument semblables à ceux qu'elle-même avait d'abord éprouvés, et qui, comme chez elle, s'étaient montrés à la suite d'un accouchement prématuré. Quelques jours après, cette jeune dame vint à Paris, je l'examinai, et je trouvai le col engorgé, sa lèvre postérieure dure et saillante, et sur cette lèvre une érosion saignante. Obligée de retourner chez sa mère pour lui donner les derniers soins, elle ne put se soumettre aux moyens que je lui avais prescrits. Deux mois plus tard, l'ulcération était plus étendue et le col encore augmenté de volume. Continuation de la leucorrhée parfois sanguinolente; douleur de reins, sentiment de brûlure et d'élancemens dans les régions sacrée et coccygienne, de lassitudes dans les cuisses et les fesses. Les règles revenaient assez régulièrement, mais avec beaucoup moins d'abondance qu'avant son accouchement, et ne coulaient que vingt-quatre heures au lieu de quatre à cinq jours qu'elles duraient alors. Après deux mois et demi d'un traitement approprié, tout symptôme avait disparu; le col de l'utérus était revenu à son état naturel, les règles s'étaient rétablies comme autrefois, et depuis plus de deux ans et demi la guérison ne s'est pas démentie.

Dans le cas suivant le cancer paraissait plus imminent. Mme B., demeurant Vieille rue du Temple, n° 61, fille d'une mère morte d'un cancer de la matrice, vit avec effroi approcher l'âge critique. Dès 40 ans les règles diminuèrent; de la pesanteur et des douleurs sourdes se firent sentir dans le bassin. La crainte d'être confirmée sur l'existence de la redoutable maladie qu'elle appréhendait l'éloigna pendant plusieurs mois de demander conseil. Enfin, choisi pour l'examiner, je trouvai, le 25 avril 1834, le col de l'utérus du volume d'un œuf de pigeon. Cet engorgement résistait au toucher; il était formé principalement aux dépens de la lèvre antérieure, qui dépassait la postérieure de quatre à cinq lignes; l'orifice utérin était béant, et ses parois infundibulées présentaient des espèces de fissures que séparaient des saillies longitudinales, ce qui lui donnait assez l'aspect d'un sphincter de l'anus contracté. Cette partie était d'un rouge foncé, et laissait suinter un fluide séro-sanguinolent, mais en si petite quantité que jamais la malade ne s'était aperçue de cet écoulement utérin. La matière se perdait dans le flux leucorrhéique auquel elle se mêlait. D'après l'aspect que présentait cet état pathologique, et considérant l'époque à laquelle elle s'était développée et la circonstance de l'hérédité, j'établis un diagnostic peu rassurant, et surtout un prognostic très-grave; je crus à l'existence d'un cancer avec commencement d'ulcération. Néanmoins je soumis la malade à des injections, à des applications locales de sangsues, j'établis deux cautères à la région lombaire. La ciguë et l'hydrochlorate d'or furent administrés à doses croissantes, et interrompus de temps en temps pour faire passer quelques purgatifs. Un régime entièrement végétal fut suivi; la malade, qui auparavant se tenait habituellement dans une arrière-chambre peu éclairée, exposée au nord, habita une pièce plus spacieuse, plus aérée, exposée au midi. Au bout de deux mois, l'engorgement avait diminué de plus des deux tiers; il était réduit à un noyau entourant l'orifice qui paraissait toujours ulcéré. Je le touchai alors avec le nitrate acide de mercure, et en obtins la cicatrisation. Enfin, après quatre mois du traitement thérapeutique et hygiénique rigoureusement suivi, il ne restait plus qu'un petit point engorgé à la lèvre antérieure et adhérent près de l'orifice utérin. Il résista, malgré la persévérance du traitement, que je crus devoir alléger un peu plus tard, et enfin suspendre complètement. Je supprimai les cautères de la région lombaire et les remplaçai par un cautère à demeure au bras. Depuis deux ans et demi rien n'a changé; l'espèce de tubercule de la lèvre antérieure du col utérin est resté stationnaire, et la malade a pris de l'embonpoint et un air de fraîcheur qu'elle n'avait jamais offert à un si haut degré.

On ne sait en quoi consiste la prédisposition cancéreuse, on ignore la nature de la modification de l'organisme qui constitue cette disposition; l'observation a démontré qu'elle reconnaissait pour une de ses causes ou conditions l'hérédité, et qu'elle ne se manifestait en général qu'à un certain âge. Mais qui peut affirmer que cette disposition préexiste dans tous les cas? qui dira qu'elle ne peut se développer spontanément chez des individus qui en étaient vierges, et sous l'influence de certaines conditions ou circonstances accidentelles, comme par exemple à l'occasion d'une irritation prolongée, d'une inflammation et d'une ulcération chronique?

Long-temps avant que le cancer des seins ne se déclare, il existe chez la plupart des femmes un petit corps glanduleux, arrondi ou inégal, quelquefois un peu aplati, sensible à la pression, et souvent le siége de douleurs plus ou moins vives et lancinantes, déterminant le plus ordinairement un sentiment de fatigue, d'engourdissement pénible, d'inquiétudes nervo-musculaires dans le côté correspondant de la poitrine, de l'épaule, et s'étendant parfois à tout le membre thoracique. Ce n'est qu'aux approches de l'époque critique, et après plusieurs mois et même plusieurs années d'existence, que cette espèce de corps ganglionnaire prend du développement, et jette pour lors la crainte au cœur des malades. L'avenir ne tarde pas à la motiver. Or, nous avons vu assez souvent ces embryons cancéreux avorter sous l'influence de traitemens convenables, et comme ils présentaient une ressemblance frappante avec ceux qui, ayant été négligés, sont devenus le germe de cancers redoutables, nous avons été convaincus que nous avions, dans ces cas, prévenu le développement du cancer.

Mme Bide, blanchisseuse de fin, dont la mère était morte d'un cancer au sein, ressentit, à l'âge de

41 ans, des douleurs dans le sein droit; elles augmentèrent par la fatigue. Elle s'aperçut alors d'une tumeur dure qui n'existait pas de l'autre côté. Dès lors grande alarme. Je trouvai en effet la partie externe de la glande mammaire droite du volume d'un petit œuf de poule, bosselée; une des bosselures semblait adhérente à la peau au voisinage du mamelon, de manière que, dans certaines positions, on apercevait là une dépression. Cette tumeur était très-dure, douloureuse à la pression. Je portai un prognostic très-grave, et conseillai l'opération qui fut absolument rejetée. Je résolus alors d'essayer d'un traitement hygiénique et médical. C'était en 1833. La malade avait un embonpoint raisonnable, les règles venaient à leurs époques, mais elles étaient bien moins abondantes qu'autrefois. Je lui fis cesser ses occupations fatigantes; je pratiquai une saignée du bras, puis appliquai à plusieurs reprises des sangsues au-dessous du sein malade. Bains tièdes répétés, bains locaux de fumigation, douches légères, cataplasmes émolliens et résolutifs, ciguë et hydrochlorate d'or à l'intérieur, laxatifs répétés, régime entièrement végétal, cautère au bras gauche. Après six mois de diminutions et d'augmentations alternatives dans le volume et autres signes locaux de l'engorgement, sa décroissance fut plus manifeste, et vers le huitième mois tout avait disparu.

Dans ce cas et d'autres analogues que je pourrais rapporter, soit d'après mes propres observations, soit d'après les auteurs, ai-je guéri des cancers? N'existait-il qu'un état d'induration, résultat d'une phlegmasie chronique? Mais alors les circonstances d'âge et d'hérédité dans lesquels se trouvait la malade ne faisaient-ils pas craindre sérieusement que cette altération, supposée actuellement bénigne, ne prît un peu plus tard un caractère alarmant, qu'elle ne devînt enfin l'origine d'un cancer véritable, et en guérissant celle-là, n'ai-je pas prévenu celui-ci ?

Loin de nous la pensée que toutes les ulcérations du col de l'utérus, tous les engorgemens phlegmasiques de cette partie, deviendraient la source de squirres ou d'ulcères cancéreux, si on les négligeait ou si on les traitait inconsidérément. Nous ne croyons pas que, quand on a guéri ces maladies simples, on a, dans tous les cas, prévenu le développement futur d'un cancer. Mais encore une fois, nous sommes intimement persuadé que, dans un certain nombre de cas analogues à ceux que nous avons présentés et dont nous pourrions cumuler les exemples, on peut prévenir le développement de cette affreuse maladie.

Nous arrivons enfin au dernier article du sujet en discussion, et ce n'est pas le point le moins important. Le cancer est-il susceptible de guérison, ou cette maladie porte-t-elle le cachet infaillible d'incurabilité ?

Les fatalistes invoquent les faits, nous avons presque dit les choisissent, pour appuyer leur désespérante opinion sur l'inévitable incurabilité du cancer. C'est aussi d'après les faits que nous avons été conduit à une opinion contraire. Ainsi les expériences précieuses de M. le professeur Récamier ont prouvé que l'on pouvait obtenir, au moyen d'une compression méthodique, la résolution des engorgemens squirreux. Qui n'a pas été témoin, pendant le long cours des cancers confirmés, par exemple, des variations que présentent dans leur volume ou leur étendue ces énormes engorgemens squirreux, ces vastes ulcères cancéreux; qui n'a pas observé parfois des marches rétrogrades pendant lesquelles engorgemens et ulcères, réduits presque à rien, semblaient devoir disparaître complètement? Bientôt, il est vrai, de nouveaux engorgemens survenaient, bientôt l'ulcère reprenait son activité rongeante; mais il n'en est pas moins vrai qu'il y avait eu résolution, disparition en partie de l'altération organique fondamentale, tendance à la guérison. Nous avons rapporté, dans notre *Traité des Maladies de la Matrice*, des cas où ces résolutions, ces cicatrisations ont été complètes et définitives.

On voit des engorgemens squirreux très-douloureux, à marche envahissante, être non pas seulement calmés dans leurs symptômes, arrêtés dans leurs progrès, mais réduits à un noyau indolent, inerte. Ces petites tumeurs, tolérées par les organes au milieu desquels elles stationnent, n'ont plus désormais de fâcheuse influence sur la santé, ni ne menacent plus l'avenir. On peut les considérer comme de simples corps étrangers, analogues par exemple à de ces balles métalliques qui finissent par prendre droit de domicile dans l'économie. Or, dans ces cas, ou on a guéri une affection cancéreuse, ou bien, en l'isolant, on a rendu son extirpation plus facile et surtout plus efficace, ainsi que l'ont démontré les expériences du professeur Récamier. L'une ou l'autre supposition prouve, contrairement aux opinions que nous combattons, que le cancer n'est pas absolument incurable.

On oppose aux cas de guérison obtenus par différens moyens, et constatés par des hommes dignes de foi, qu'alors il n'y avait probablement pas cancer, ce que pouvait seule confirmer l'anatomie pathologique que l'on ne pouvait ici invoquer, puisqu'il y avait eu guérison. Mais est-ce bien sérieusement qu'on élève une pareille fin de non-recevoir, qui se traduit en définitive par cette proposition vicieuse, sorte de cercle sans fin d'où l'on ne peut sortir : une maladie est incurable, parce qu'on ne la guérit pas ordinairement; on ne peut la guérir, parce qu'elle est incurable : donc, quand on la guérit, c'est qu'elle n'existait pas. Et n'a-t-on pas fait les mêmes raisonnemens, proclamé les mêmes assertions néfastes sur la phthisie tuberculeuse, maladie qui, dans les conditions de son développement et dans ses conséquences, présente tant de points d'analogie avec le cancer? N'a-t-on pas établi en principe prognostic l'inévitable fatalité de cette maladie et son incurabilité absolue? et cependant des faits authentiques sont venus donner un démenti formel à ces assertions exclusives. Or, de même que le cancer, la phthisie tuberculeuse consiste en la production de corps organiques nouveaux; comme lui et plus que lui elle est héréditaire; ainsi que la diathèse cancéreuse, la prédisposition tuberculeuse sommeille d'ordinaire jusqu'à une certaine époque de la vie; de plus que dans le cancer, cette prédisposition à la phthisie tuberculeuse se signale par des symboles caractéristiques, et qui constituent non plus seulement une diathèse, mais bien une constitution spéciale. Et cependant il est prouvé que l'on peut retarder, ajourner, empêcher même le développement de la phthisie chez les personnes qui y sont prédisposées, en éloignant ou évitant les causes déterminantes de cette maladie, comme par exemple certaines influences défavorables de saisons, de climats, ou en détruisant à temps et convenablement les affections catarrhales et autres phlegmasies pulmonaires, qui souvent servent de prélude et d'occasion à l'explosion de cette redoutable maladie. Il n'est plus permis non plus de mettre en doute la possibilité de la guérison de la phthisie confirmée.

La gravité du prognostic du cancer confirmé est incontestable, ce qui n'infirme pas la possibilité de sa guérison. Ne serait-il donc pas plus profitable à la science et à l'humanité d'abandonner un trop facile système de dénégation pour se livrer à la recherche du mécanisme que la nature emploie dans les cas de résolution spontanée, de la manière dont agissent les moyens thérapeutiques qui ont parfois réussi, afin de saisir les indications les plus conséquentes, et d'arriver à la connaissance des agens les plus propres à les remplir? Nous pensons, au reste, que ce n'est pas par des moyens spécifiques, des panacées que l'on peut espérer d'arriver à ces heureux résultats, mais par un concours bien entendu des moyens thérapeutiques et hygiéniques susceptibles de modifier profondément l'organisme, en agissant soit sur l'inervation qui préside à tous ces actes normaux ou anormaux de la vie, soit sur la composition du sang qui fournit les élémens matériels aux tissus naturels ou pathologiques. Cette marche, nous l'avons suivie dans l'étude pratique des cancers à laquelle nous nous sommes depuis longtemps livré: c'est à elle que nous reportons quelques succès heureux; c'est sur elle que nous fondons l'espoir d'arriver plus souvent qu'on ne l'a fait jusqu'à présent au but si difficile à atteindre, la guérison du cancer.

L'art a des bornes sans doute, la puissance de la nature a des limites; mais connaissons-nous assez les ressources de celui-ci, et pouvons assez apprécier la puissance médicatrice de celle-là pour leur assigner un terme fixe qui semble leur dire : Ici s'arrête ton pouvoir. Combien n'a-t-on pas vu de ces colonnes herculéennes renversées le lendemain du jour même où un scepticisme exagéré les avait élevées ! Gardons-nous surtout de nous laisser aveugler par la prétendue puissance de ces causes occultes dont la supposition a l'inconvénient d'arrêter les progrès de la médecine, si elle ne les fait pas rétrograder. Adoptons tous les faits sans exception, sans exclusion, et ne souffrons pas que l'on rejette les uns, tel peu nombreux qu'ils soient, parce qu'ils gênent ou contrarient l'interprétation que l'on veut tirer des autres. On l'a dit, chaque fait, même isolé, a sa valeur que ne peuvent détruire des milliers de faits opposés. Evitons les systèmes exclusifs, les théories absolues à la mesure desquelles la nature ne peut se plier sans être torturée, et qui, outre les inconvéniens qu'ils entraînent relativement à la science, n'en ont pas de moins graves, considérés sous le point de vue moral. En effet, dans le sujet qui nous occupe, si on a justement manifesté la crainte que le charlatanisme, la mauvaise foi, la spéculation, le désir d'une fausse gloire et d'une réputation usurpée à tout prix ne s'emparent de la possibilité de prévenir et de guérir le cancer, pour faire un scandaleux abus des moyens chirurgicaux ou autres propres à réaliser cette possibilité, ne doit-on pas redouter que l'hypothèse de l'inévitabilité et de l'incurabilité du cette maladie n'encourage l'ignorance de quelques-uns, l'indolence du plus grand nombre, et ne détourne les autres de la recherche ou de l'application de moyens préservatifs et curatifs qu'ils croiraient d'avance frappés d'impuissance?

L'estimable auteur du travail sur le cancer a heureusement échappé à cette conséquence. Il abjure, pour ainsi dire, dans sa pratique les funestes principes de la déplorable théorie qu'il adopte. Plusieurs de ses observations prouvent qu'il a aussi obtenu de remarquables succès d'une thérapeutique prophylactique dont nous avions proclamé les préceptes et donné des exemples. Il est vrai que, dans ces cas, notre honorable confrère s'efforce d'écarter la prétention d'avoir prévenu le développement de cancers. Mais il ne pouvait faire autrement, sans s'exposer à paraître inconséquent avec ses principes, et se mettre ainsi en contradiction avec lui-même.

C'est encore avec satisfaction que nous le voyons reconnaître la possibilité d'arrêter les progrès du cancer, de le rendre stationnaire et de retarder ainsi le moment d'une funeste terminaison, en même temps que l'on évite aux malades les angoisses attachées à cette horrible maladie. Les exemples qu'il rapporte confirment pleinement les observations que nous avons publiées à ce sujet.

En résumé, en prenant les faits tels qu'ils sont, sans exclusion, sans commentaires hypothétiques, sans interprétation forcée, nous nous croyons fondé à présenter les conclusions suivantes :

1° S'il est vrai que le cancer, comme l'épée de Damoclès, menace fatalement certains individus, on en voit un certain nombre, parmi ceux-là mêmes qui sembleraient devoir être le plus exposés au développement de cette maladie par suite de conditions d'âge, d'hérédité, etc. n'en être point affectés;

2° Si le cancer se montre quelquefois simultanément ou successivement dans plusieurs parties du corps, on en voit aussi qui sont uniques et qui restent indéfiniment concentrés dans le lieu où ils ont primitivement établi leur siége;

3° Si, dans le plus grand nombre des cas, le cancer répullule après sa destruction par les moyens chirurgicaux, il est vrai aussi qu'on ne perd pas tous les malades que l'on opère, même de cancers bien réellement et bien dûment cancéreux;

4° Si le cancer apparaît spontanément, sans provocation, souvent aussi il ne se développe qu'à la suite d'états pathologiques ordinaires et qui en deviennent les causes déterminantes;

5° On peut ajourner et plus encore prévenir le développement du cancer, même chez les personnes qui y sont prédisposées, en écartant les causes déterminantes ou en détruisant à temps les affections simples qui deviendraient l'occasion de ce développement;

6° Enfin le cancer n'est pas absolument ni essentiellement incurable.

C'est donc par conviction et avec un sentiment profond de satisfaction, qu'au cri d'épouvante et d'alarme *fatalité*, nous opposons et prenons pour devise justifiée le mot consolant *espérance!*

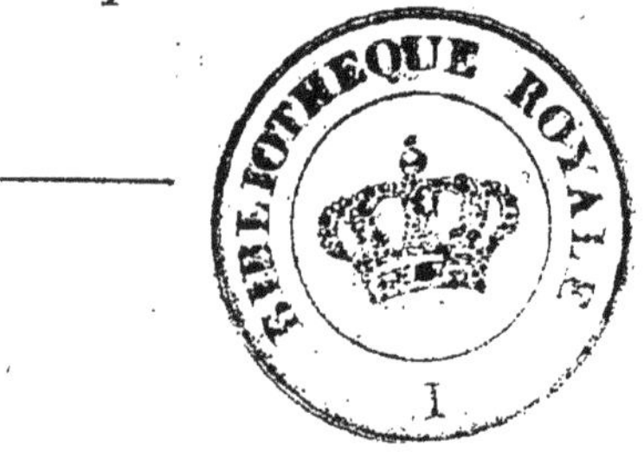

www.ingramcontent.com/pod-product-compliance
Ingram Content Group UK Ltd.
Pitfield, Milton Keynes, MK11 3LW, UK
UKHW021531260726
13993UKWH00004B/1929

9 782019 942069